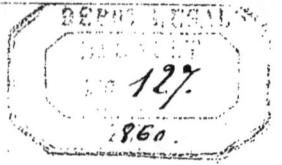

# NOTICE

# SUR L'ÉPILEPSIE

## TRAITEMENT

PAR LES

GRANULES DE *GALLIUM PALUSTRE* CULTIVÉ

Du Dr DURAND

PRÉPARÉS

**PAR FERDINAND VIDAL**

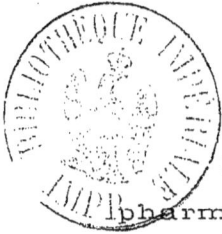

pharmacien de 1re classe, à Montpellier

MONTPELLIER

GRAS, IMPRIMEUR-LIBRAIRE

1860

# NOTICE

# SUR L'ÉPILEPSIE

—

## TRAITEMENT

### LES GRANULES DE **GALLIUM PALUSTRE** CULTIVÉ

#### DU DOCTEUR DURAND

préparés par F. VIDAL, pharmacien de 1ʳᵉ classe

A MONTPELLIER

———

I. — Le prince des médecins a appelé cette affection *maladie sacrée (de Morbo sacro)* ; mais il ne partageait point l'opinion de ces esprits faibles et superstitieux qui, voulant couvrir leur insuffisance du manteau du fanatisme, la regardaient comme une punition du ciel : *Morbus hic nihil habet aliis morbis diviniùs aut sacratiùs, sed eamdem ex quâ reliqui morbi oriuntur naturam sortitus est ; homines verò ex imperitiâ et admiratione ei naturam quamdam et causam divinam inesse censuerunt, quòd nullâ in re reliquorum morborum similis esset* (1).

Elle a été nommée *morbus comitialis* par les Romains, du mot latin *comitiœ*, assemblées qui avaient lieu à Rome dans le champ de Mars, parce qu'elles étaient dissoutes sitôt que quelque malheureux citoyen tombait dans une attaque, afin d'éviter le malheur dont on croyait que cet événement était le présage. Elle a encore reçu d'autres dénominations; ainsi elle a été appelée mal caduc, haut mal, mal de terre, mal des enfants, grande maladie, *morbus sacer et major* (2), *morbus herculaneus* (3), *morbus sonticus* (4), *analepsia* (5), *morbus lunaticus*, à cause du rapport que l'on croyait exister quelquefois entre les phases de la lune et les accès. Méat, cité par Murat, dans son *Traité des maladies nocturnes*, rapporte l'observation d'un enfant chez lequel il observa une correspondance singulière des mouvements épileptiques avec les phases de la lune. Pour nous, nous lui conserverons la dénomition d'épilepsie, du mot grec επιληψις, επιληψια, saisissement.

II. — Nous définirons, avec Baumes, l'épilepsie, un clonisme chronique avec lésion absolue des sens, ordinairement composée d'une attaque qui revient par intervalles et qui est suivie de lassitudes plus ou moins fortes.

(1) *Hippocrates contractus, de Morbo sacro.*
(2) Celse.
(3) Arétée.
(4) Aluzelle.
(5) Rivière et les Arabes.

III. — Le temps a jeté un voile épais sur l'origine de l'épilepsie ; les auteurs de la plus haute antiquité en ont fait mention. Orphée l'a décrite, dans un hymne à Mercure, sous le nom de *morbus lunaticus*. Regardée comme une punition du ciel, elle resta longtemps assujettie à l'empire de la superstition. Les prêtres étaient chargés du soin de guérir cette maladie, parce qu'ils avaient seuls le droit d'exorciser.

Hippocrate paraît : le bandeau fanatique tombe, les épileptiques se soumettent à un traitement médical, et plusieurs se voient délivrés de leurs attaques, admirent cet étonnant génie qui pose les principes inébranlables de la médecine.

Depuis Hippocrate jusqu'à Tissot, on a négligé l'étude de l'épilepsie, que l'on regardait comme incurable ; aussi a-t-on très-peu écrit sur cette maladie. De nos jours, si l'on jette les yeux sur le tableau immense des remèdes que l'on a préconisés contre cette affection, on ne peut s'empêcher d'avouer qu'elle a besoin d'être étudiée et qu'elle a besoin de profondes recherches.

L'épilepsie s'annonce quelquefois par des signes précurseurs, tels que l'obscurcissement de la vue, les vertiges, le tintement des oreilles (chez les enfants très-jeunes et qui sont encore à la mamelle, on observe une agitation générale, des soubresauts des tendons, l'égarement de l'œil, le gonflement des paupières, un sommeil pénible, le réveil en sursaut ; ils cessent de téter). Mais le plus souvent elle éclate tout à coup : le malade pousse un cri, tombe au milieu des plus violentes et

des plus effrayantes convulsions. C'est alors que
commence une maladie dont le spectacle hideux éteint
la pitié dans le cœur le plus empressé et ne le rend
accessible qu'à l'effroi. Le front se crispe, les cheveux se
hérissent, les yeux roulent dans leurs orbites; le visage
se gonfle, devient rouge, ecchymosé; la langue sort de
la bouche et est souvent meurtrie et déchirée entre les
dents; les lèvres s'allongent, se portent en avant, se cou-
vrent d'une matière écumeuse, qui, d'après Hippocrate,
vient des poumons; la mâchoire inférieure est serrée
contre la supérieure, ou s'en écarte jusqu'à se luxer; le
grincement des dents est si fort, qu'elles volent en éclats.
Les malheureux poussent quelquefois des hurlements
effrayants. Chez les uns, la tête exécute des mouvements
infinis; chez les autres, elle reste immobile; chez ceux-
ci, elle est si fortement tournée du côté gauche, qu'elle
repose presque sur l'épaule. Si l'on approche de l'œil du
malheureux en proie à cette affreuse maladie une lu-
mière quelconque, la pupille ne se contracte point. Si
l'on brûle la peau dans une partie quelconque du corps,
le malade ne donne aucun signe de sensibilité. Les muscles du dos, de la poitrine, du bas-ventre, se meuvent
avec une grande célérité; les extrémités supérieures et
inférieures sont contractées, tendues ou fléchies. On
regarde comme un signe caractéristique de cette maladie
la violente flexion des pouces, qui se trouvent recouverts
par les autres doigts. Les muscles que Bichat désigne
sous le nom de muscles de la vie organique ne sont
point étrangers à cette scène effrayante. Le pouls, d'abord
petit, devient fréquent, dur, inégal; quelquefois il

s'efface; la respiration est convulsive. Il survient des éructations, des borborygmes, des nausées, des vomissements, l'émission d'urines, des déjections involontaires; le sang coule du nez, des yeux, des oreilles. Chez plusieurs, le membre viril entre en érection, et l'émission de semence qui en résulte ne contribue pas peu à l'affaiblissement de ces infortunés. En un mot, tout annonce l'état le plus violent de toute l'économie.

Après un temps plus ou moins long, le spasme général diminue, la respiration est plus facile, le pouls est plus souple, la salive coule abondamment, la tête est lourde, les yeux appesantis; le malheureux, ignorant ce qui s'est passé, regarde avec étonnement ceux qui l'entourent; une teinte jaune est répandue sur son visage. Son corps est inondé par une sueur abondante, surtout les parties supérieures, la tête, le cou, la poitrine; de Haën l'a vue d'une fétidité extraordinaire et si abondante, que le lit même en était mouillé. Chez les uns, l'exercice de la pensée se rétablit immédiatement après l'accès, chez d'autres, elle ne redevient libre qu'après plusieurs jours.

Tous les accès ne sont pas aussi terribles; les convulsions ne sont pas toujours générales. Nous avons vu une jeune demoiselle qui, durant l'accès, poussait de profonds soupirs et remuait seulement les deux bras. Une jeune dame est prise d'un accès dans une course à cheval : elle n'est point renversée, elle pousse un cri très-faible, les yeux sont convulsifs : l'accès ne dure qu'une minute, et la malade reprend la conversation, la phrase, où elle l'avait laissée, sans se douter de ce qui vient de lui arriver.

Le docteur Peyroux, dans ses observations médicales, rapporte l'histoire d'un homme dont tout l'accès consistait à courir dix pas en arrière, tomber sans connaissance et se relever tout à coup.

Il est même des accès qui n'éclatent que pendant le sommeil. M. Esquirol donnait ses soins à un homme âgé de trente-deux ans dont l'épilepsie était compliquée de fureur et de démence. Il n'était pris de ses accès que pendant le sommeil; s'il arrivait, ce qui était très-rare, qu'il eût des accès pendant le jour, il s'endormait; si on l'éveillait, l'accès était prévenu (1).

La durée des accès varie depuis des minutes jusqu'à des heures entières; on les a vus persister quatre, cinq, et même six heures. Barbette parle d'une fille de vingt ans dont les accès n'étaient pas extrêmement violents, mais duraient quatorze heures. La fréquence est indéterminée. La périodicité est confirmée par l'observation. Personne ne doute de l'hérédité de cette affection. Boërhaave a vu tous les enfants d'un homme épileptique mourir de cette maladie. Un père, au rapport de Tissot, eut le malheur de voir périr quatorze de ses enfants. L'épilepsie est connée, puisque les impressions morales et fortes, reçues par la mère pendant la grossesse, se communiquant au fœtus, ont produit l'épilepsie. Fabrice de Hilden cite l'observation d'une femme enceinte, jouissant d'une parfaite santé, qui fut tellement saisie d'horreur à la vue d'un homme dans un accès d'épilepsie, que peu de temps après elle mit au monde

(1) *Dictionnaire des sciences médicales*, art. ÉPILEPSIE.

un enfant épileptique. Le docteur Maisonneuve cite de nombreux exemples pour prouver la connéité de cette affection. Hippocrate a dit : *Originis initium sumit cùm adhùc fœtus in utero existit.*

L'épilepsie présente des analogies avec les convulsions, la catalepsie, l'hystérie et l'apoplexie.

IV. — L'épilepsie a beaucoup d'analogie avec les convulsions. On observe, en effet, de part et d'autre, que le même désordre affecte le système musculaire; mais, dans le premier cas, l'attaque se termine par un état de stupeur ou d'engourdissement qui intervertit les fonctions des sens et les facultés intellectuelles, ce qui n'a pas lieu pour les convulsions; cependant il est des cas où il est impossible de distinguer les convulsions de l'épilepsie.

Dans la catalepsie, les attaques sont ordinairement précédées de phénomènes précurseurs, qui annoncent son invasion plus ou moins prochaine; ce sont des maux de tête, des agitations, des anéantissements d'esprit, des douleurs dans les membres, des palpitations et quelquefois de légères secousses convulsives, des crampes, la rougeur ou la pâleur du visage, un sentiment de froid ou de chaleur dans diverses parties du corps. Les membres sont plus flexibles que dans l'épilepsie, la face est ordinairement peu altérée, les attaques se renouvellent en général plus souvent, le malade n'écume point; il ne perd point le souvenir de ce qui s'est passé.

L'hystérie se manifeste ordinairement à la puberté. L'accès n'éclate pas brusquement, il est précédé ou

accompagné du globe hystérique; les convulsions sont
plus uniformes; la face est moins hideuse, moins pro-
jetée, moins injectée; l'abdomen est volumineux; les
malades conservent le souvenir de leur état.

Dans l'apoplexie, la respiration est stertoreuse, il y a
peu ou point de convulsions; il y a, en un mot, para-
lysie. Dans l'épilepsie, au contraire, il y a augmentation
de mouvements.

L'épilepsie étant, de toutes les maladies, celle que
simulera le mieux un mendiant pour attirer la commiséra-
tion publique, un jeune soldat pour se libérer du service
militaire, nous croyons devoir exposer les moyens à
l'aide desquels on pourra reconnaître la fourberie.

Le pouls, dans l'épilepsie réelle, sera d'abord petit;
ensuite il deviendra dur, fréquent et irrégulier; il sera
tout au plus accéléré dans l'épilepsie feinte. Si l'on ouvre
les poignets d'un faux épileptique, l'on y parviendra
avec beaucoup moins d'efforts que dans l'épilepsie vraie;
mais le fourbe, croyant bien faire, les refermera au mo-
ment où on les lui aura desserrés, ce qui n'a point lieu
chez le vrai épileptique.

Le docteur Mouton, chirurgien militaire, a remarqué
que les personnes sujettes depuis longtemps à des
attaques épileptiques ont le blanc des yeux terne et
plus humide que dans l'état ordinaire.

Dans l'épilepsie réelle, il y a strabisme, écume à la
bouche, ce qu'un faux épileptique ne pourra jamais bien
imiter. Il en est de même de cet air particulier d'étonnement, de stupidité, d'un véritable épileptique au sortir
de l'accès.

Si la compression du nerf facial sur la branche montante de l'os maxillaire fait ouvrir la mâchoire, l'épilepsie sera simulée; la compression du nerf cubital décélera encore la fourberie.

Nous passerons sous silence l'histoire complète de l'épilepsie: nous ne prétendons point faire à nos lecteurs un cours de médecine; notre seul but est d'atteindre le soulagement et la guérison des malheureux atteints de cette terrible affection.

Quand nous nous sommes occupé de la cure spéciale de cette maladie, nous avons passé en revue tous les médicaments préconisés jusqu'à cette époque.

Nos expériences ont été suivies, étudiées et pesées avec tout le soin que mérite une maladie aussi scabreuse. L'oxyde de zinc, vanté par le docteur Corvisart, a été employé; les cantharides, préconisées par Sédillot, n'ont produit aucun effet.

La joubarbe, l'huile de térébenthine, vantées par les Perseval, les Latham, les Peters, etc., n'ont pas agi davantage.

L'asa fœtida, l'opium, les feuilles d'oranger, la pivoine, le gui de chêne, vantés par de Haën, ne nous ont pas donné de meilleurs résultats.

Nous avons encore essayé l'oxyde de bismuth, le castoréum, la rue, l'antimoine, l'électricité, la belladone, employée par Stoll, Bergius et Van-Swiéten; la noix vomique du docteur Lichtenstein, l'acide hydrocyanique du docteur Heller. Nous n'avons obtenu de toutes ces recherches que déception et découragement.

Nous passerons sous silence d'autres prétendus spéci-

fiques que l'on doit couvrir du voile de l'oubli, parce que
la superstition les a fait introduire dans le traitement de
l'épilepsie : de ce nombre sont le foie de loup, le cerveau
de renard, le cœur de taupe, l'arrière-faix d'un premier-
né, la raclure du crâne humain, etc. Ces remèdes, enfantés
par la sotte crédulité, inutiles, dégoûtants, sans vertu et
sans force, servent à prouver dans quelles petitesses peu-
vent donner les hommes, quand ils se laissent conduire
par les systèmes et les vils préjugés.

Le quinquina nous a donné de beaux résultats lorsque
l'épilepsie provient de l'onanisme.

La valériane nous a réussi quelquefois ; les docteurs
Fabrius, Columna, Will, Vepfer, Mead, Scopoli, Schuch-
mann, Bucher, Panerolus, Sylvius, de Haller, etc., en
font un grand cas ; mais, pour que cette racine produise
d'heureux résultats, il faut préparer le malade à son ad-
ministration. Existe-t-il une pléthore sanguine du cerveau, les saignées, les révulsifs, les exutoires, les lave-
ments purgatifs, les boissons mucilagineuses, un régime
doux et léger, un exercice modéré, doivent en précéder
l'usage.

La manière la plus ordinaire et la plus efficace d'admi-
nistrer la valériane est de la donner en poudre, à la dose
de deux gros, un le matin, l'autre le soir, délayés dans
un verre de décoction de la même plante, dont on boit
environ une pinte dans la journée.

Le nitrate d'argent, quoiqu'il ait été vanté outre
mesure par les médecins anglais, par les médecins alle-
mands, ne nous a pas réussi.

Un volume énorme ne suffirait point si nous voulions

passer en revue tout ce que nous avons fait pour arriver
à notre but (la guérison de l'épilepsie).

J'avais été appelé à Anduze (Gard), pour traiter une
jeune demoiselle de douze ans, atteinte d'épilepsie,
qui éprouvait des attaques tous les deux ou trois jours.
Le docteur Chamayou, très-savant et très-recomman-
dable praticien d'Alais, l'avait vue plusieurs fois; il
avait employé la valériane, etc., etc., sans obtenir le
moindre résultat. J'avais employé comme lui les anti-
spasmodiques, les antinerveux, etc., etc., quand le docteur
Volpelière du Pradinas, qui était le médecin ordinaire de
la malade, me fit part d'un médicament que M. Vidal,
pharmacien, lui avait remis contre l'épilepsie, et il m'assura
que ce médicament lui avait réussi quelquefois : « C'est
un extrait, me dit-il, que M. Vidal appelle extrait de
Gallium. Le docteur Miergues en fait un grand éloge;
essayez-le, vous pourrez peut-être réussir.» (Le docteur
Miergues a, en effet, fait un mémoire sur la réussite du
Gallium contre l'épilepsie).

Nous nous rendîmes chez ce pharmacien, qui nous
remit 60 grammes de cet extrait; nous fîmes diviser
cette dose en seize parties égales, dissoutes dans l'eau de
fleurs d'oranger, à prendre quatre doses par jour, une
heure avant ou après le repas; les attaques épileptiques
disparurent complétement.

Néanmoins M. Vidal nous engagea à faire usage de cet
extrait pendant deux mois sans discontinuer, afin d'as-
surer la guérison ; cette jeune personne n'a plus éprouvé

depuis la moindre attaque, il y a de cela quatorze
ans.

Depuis, M. le docteur Volpelière du Pradinas, de con-
cert avec M. Vidal, pharmacien, et moi, nous nous sommes livrés à de nombreuses d'expériences sur les épileptiques. Nous avons obtenu des effets auxquels nous
étions loin de nous attendre; cependant, malgré les cas de
réussite assez nombreux, nous éprouvions quelques déceptions, lorsque parut une brochure bien comprise et
bien motivée du savant Aubergier, de Clermont-Ferrand,
sur le lactucarium obtenu de la laitue cultivée; produit
dont l'action, si douteuse autrefois, a fait place par la culture à un médicament sédatif par excellence.

Frappé de ce résultat, M. Vidal, pharmacien, me fit
part de l'intention qu'il avait de cultiver le Gallium, en
traitant cette plante absolument de la même manière que
M. Aubergier traite la laitue. A cet effet, ce pharmacien a fait construire des serres, en a engraissé le
terrain avec le guano du Pérou; par cette culture, il a
obtenu des plantes six fois plus élevées que celles qui
viennent en plein champ. Ces fleurs, ne donnant ordinairement qu'un suc aqueux, ont donné (cultivées), un
suc laiteux infiniment plus chargé en principes actifs et
aromatiques. C'est ce même suc laiteux qui, desséché et
traité par l'alcool, constitue notre spécifique antiépileptique.

Nous ne faisons point un secret de notre produit,
nous n'en faisons point non plus une panacée univer-
selle. Nous le donnons comme un spécifique contre
l'épilepsie et non pour guérir d'autres maladies, car

il n'a été employé par nous que pour traiter cette terrible affection.

La plupart des remèdes secrets, admis dans le public, sont recouverts d'une cuirasse impénétrable, cachant leur composition et leur préparation; en un mot, les médecins, autant que les malades, ignorent complétement, ceux-là ce qu'ils ordonnent, et ceux-ci ce qu'ils prennent.

Quant à nous, nous faisons connaître notre médicament, sa composition, sa préparation même, afin que les médecins, les pharmaciens et les malades, soient tous fixés sur le produit que nous leur offrons. Ce n'est qu'après un grand nombre de cures que nous nous sommes décidés à employer la publication dans les journaux, pour faire connaître notre spécialité.

J'ai déjà dit que le Gallium non cultivé nous faisait éprouver des déceptions; après que M. Vidal eut obtenu du Gallium cultivé en assez forte dose pour pouvoir l'essayer, nous avons repris les épileptiques chez lesquels notre premier essai avait échoué. Après trois mois consécutifs de notre traitement, sur sept malades, quatre sont radicalement guéris aujourd'hui; depuis un an ils n'ont point éprouvé la moindre attaque.

L'épilepsie n'est pas une maladie comme les autres: les malades guéris ne veulent point qu'on se flatte ouvertement d'avoir obtenu leur guérison; ils ne veulent pas avoir le sentiment de leur état primitif; lorsque cette idée se présente à leur mémoire, ils la repoussent toujours. Les pères de famille même qui ont eu leurs enfants malades, aujourd'hui guéris radicalement, s'opposent non-seulement à ce que leurs noms paraissent dans nos publications, mais encore ils font tout leur possible pour que ceux qui les entourent ignorent complétement qu'ils ont été malades.

C'est ainsi que l'un de nos clients, dont la fille, âgée de dix-huit ans, a été guérie par notre traitement, me priait, quand je lui faisais mes visites, de passer par la cour située derrière sa maison, afin que ma qualité de médecin spécialiste de l'épilepsie ne fît point supposer que son enfant était malade.

Je dois donc m'abstenir de citer mes cas de guérison. Je ne puis cependant passer sous silence une lettre que m'a adressée le vénérable curé de Millau, de la paroisse Saint-François. Je suis d'autant plus libre, qu'il m'a autorisé à publier sa lettre :

Monsieur le Docteur,

Depuis que j'ai administré votre remède, étiqueté GALLIUM, que m'a expédié M. Vidal, pharmacien, pour mon domestique, atteint d'épilepsie occasionnée par une très-forte sensation qu'il éprouva; depuis qu'il a employé et fini vos remèdes, qui ont duré trois mois, il n'a plus éprouvé d'attaque. Au commencement du second mois, le mieux se fit sentir, et, vers la fin du troisième mois, les accès avaient cessé complétement.

Aujourd'hui, il a repris son service, il me sert la messe comme auparavant; en un mot, sa santé s'est complétement rétablie.

Le but de cette lettre est de remercier monsieur le Docteur de de la bonté qu'il a eue de penser à moi, car il m'a rendu un grand service en rendant la santé à mon domestique; l'attachement que je porte à ce brave homme est d'autant plus sincère, qu'il y a déjà près de vingt ans qu'il est à mon service.

Vous pouvez disposer de ma lettre comme bon vous semblera;

publiez-la, si vous voulez, dans vos observations médicales : mon domestique, n'étant pas père de famille, est par conséquent à l'abri des commentaires.

Il me prie de vous témoigner toute sa reconnaissance.

Recevez, monsieur le Docteur, avec mes remerciements, mes salutations les plus empressées.

ARNAL,
Curé de la paroisse Saint-François, à Millau (Aveyron).

Voici une seconde lettre, adressée par M. le docteur Agussol, de Lodève, à M. Vidal, pharmacien :

Monsieur,

Je vous dois une réponse à l'égard de l'extrait de Gallium que vous m'avez envoyé il y a bientôt cinq mois.

Je suis arrivé à obtenir la guérison de trois épileptiques, entre autres celle d'un tisserand, âgé de trente-quatre ans, celle d'un laveur de laine, âgé de vingt-six ans, et celle d'un jeune garçon, âgé de dix-huit ans, appartenant à l'une des meilleures familles de Lodève. Vous me permettrez de vous taire leurs noms, ma position de médecin l'exige. La famille de ce dernier me prie de vous faire parvenir la somme de 100 francs, pour vous couvrir du montant des médicaments que vous lui avez fournis ; quant aux autres, vous serez obligé de faire le sacrifice de vos granules, vu qu'ils sont dépourvus de tout moyen d'existence.

Veuillez agréer, monsieur Vidal, l'expression de ma reconnaissance.

Dr AGUSSOL.

Nous aurions pu citer encore plusieurs lettres, que nous a adressées le docteur Anglade, de Rodez, constatant la réussite de notre produit.

Nous devons prémunir les malades contre toute imitation ou contrefaçon qu'on serait tenté de faire de notre médicament.

La préparation de notre spécifique (extrait de Gallium) sous forme de granules, recouverts d'une couche sucrée, nous a paru le moyen le plus sûr d'en empêcher la décomposition.

Il importe donc de ne pas innover sans motifs, le changement le plus léger pouvant être suivi des plus graves conséquences.

Notre médicament étant connu, les médecins honnêtes et consciencieux ne pourront plus être désormais arrêtés dans son emploi par d'honorables scrupules.

Nous recevrons avec reconnaissance les renseignements qui nous seront adressés, dans l'intérêt public et dans un but scientifique.

## MODE DE TRAITEMENT

Le mode de traitement que nous adoptons pour la guérison complète et sans récidive de l'épilepsie exige un emploi consécutif du Gallium, que nous administrons à nos malades pendant six mois.

Après dix-huit ans d'études spécialement consacrées à cette maladie, quand nous avons employé le Gallium, nous avions à constater si cette substance, administrée à haute dose pour la guérison de l'épilepsie, serait supportée par nos malades, et si elle n'userait point leur santé. Le mot de santé prononcé par nous, médecin, chez un épileptique, étonne déjà peut-être mes lecteurs; si ces lecteurs ont malheureusement des épileptiques chez eux, ils m'ont déjà compris. En effet, combien n'existe-t-il pas d'épileptiques qui, à part leurs accès, jouissent d'une santé parfaite?

Le Gallium, administré à dose progressive, n'a jamais fatigué nos malades; l'affection épileptique contribue à le faire supporter: c'est absolument comme le quinquina et la quinine, dont l'action est tolérée avec avantage par le fiévreux, tandis que la personne saine qui sera soumise à l'emploi de ces médicaments éprouvera bientôt des accès intermittents. Le fait que nous venons d'avancer ne peut être révoqué; il est adopté aujourd'hui par toutes les écoles.

Notre traitement, disons-nous, pour que la guérison soit certaine, exige six mois d'emploi consécutif et sans suspension aucune de notre médicament.

Nous avons donc divisé la dose d'extrait de Gallium nécessaire pour un traitement en six cents granules, de différentes grosseurs.

Les cent premiers, qui doivent être pris le premier mois, sont les plus petits: ils contiennent chacun dix centigrammes d'extrait de Gallium. On en prend trois par jour, un le matin, un à midi et l'autre le soir, toujours une heure avant ou après le repas; ce qui constitue, pour le premier mois, trente centigrammes d'extrait par jour. Le second mois, les globules sont augmentés de cinq centigrammes, constituant quarante-cinq centigrammes d'extrait par jour; le troisième, le quatrième, le cinquième et le sixième mois, sont augmentés dans la même proportion, au point que le malade, arrivé au dernier mois, consomme quatre-vingt-dix centigrammes d'extrait par jour.

Arrivé à cette dose, le corps se trouve saturé de notre spécifique; ce n'est, en effet, que quand l'économie en est complétement saturée, que, la transpiration du malade devenant plus sensible, le corps en moiteur laisse dégager, quoique le malade ne la sente pas, l'odeur de la plante qui fait l'objet de notre spécialité. Ce n'est ordinairement qu'après le quatrième ou le cinquième mois que les personnes qui soignent les malades font la remarque que je viens de citer; enfin, au sixième mois, les sueurs, devenant encore plus abondantes, complétent la guérison.

Quand même le malade mouillerait plusieurs chemises dans la journée, qu'on se garde bien de suspendre la médication; l'effet n'en sera que meilleur.

Avant de commencer l'emploi de nos granules, nous administrons aux malades une poudre purgative antiépileptique; elle doit être prise le matin à jeun, dans une infusion légère de fleurs de frêne, qui accompagnent notre traitement.

Le jour où l'on prendra notre purgation, l'on se dispensera des granules. Tous les mois pendant lesquels nos malades seront soumis à notre traitement, à l'époque de la transition d'un numéro de granules à l'autre, là même purgation sera réitérée.

On fera respirer aux épileptiques un air pur et libre;

ils éviteront les lieux bas et humides; ils observeront une grande sobriété; ils ne se nourriront que de viande blanche, de poisson de rivière, de légumes, des farineux les plus digestibles, de fruits bien mûrs; le thé, le café, le vin, les liqueurs spiritueuses, leur seront interdits. Les rafraîchissements, le vinaigre, le petit-lait, les tisanes émollientes, les frictions aux jambes, aux cuisses, pourront tour à tour être employés; on fera porter au malade la flanelle; les œufs, les pâtisseries, les viandes de gibier, les truffes, les artichauts, devront être proscrits.

Dr DURAND.

Nos granules de Gallium palustre demandant un temps considérable et un soin tout particulier pour leur préparation, nous avons dû choisir une bonne pharmacie, bien connue, pour être à l'abri de tout reproche, et dont l'honneur et l'intérêt fussent engagés à ne rien négliger.

Nous avons choisi l'établissement de M. Vidal, à Montpellier, avec d'autant plus de raison que cet habile chimiste nous a beaucoup aidé dans nos recherches, soit par les soins assidus qu'il a constamment employés pour l'obtention de notre extrait cultivé, soit pour la préparation bien comprise de nos granules.

Le traitement, se composant de six cents granules, six purgations antiépileptiques, accompagnés de la dose de fleurs de frêne nécessaire à l'emploi des six purgations, est de 100 fr.

Une remise sera faite aux hôpitaux et établissements religieux.

Pour tous renseignements et demandes de médicaments, s'adresser à la pharmacie Vidal, rue Saint-Guilhem, nᵒ 40, à Montpellier.

Ne devront être considérées comme préparées par l'auteur que les boîtes portant le timbre et la signature du dépositaire général, apposés ci-dessous.

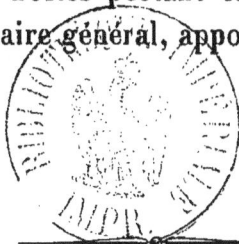

www.ingramcontent.com/pod-product-compliance
Lightning Source LLC
Chambersburg PA
CBHW070218200326
41520CB00018B/5687